COMMENT ON SE DÉFEND
DE
LA DOULEUR

LA LUTTE VICTORIEUSE

Contre la souffrance dans la plupart des Maux

PAR

Le Dr HENRY LABONNE
LICENCIÉ ÈS-SCIENCES, OFFICIER DE L'INSTRUCTION PUBLIQUE
ANCIEN INTERNE DES HÔPITAUX DE PARIS

Prix : 1 franc

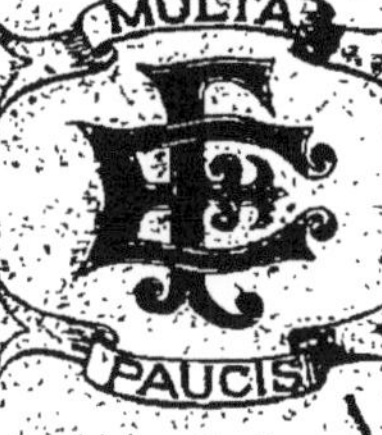

PARIS
ÉDITION MÉDICALE FRANÇAISE
29, RUE DE SEINE, 29

COMMENT ON SE DÉFEND

DE LA DOULEUR

LA LUTTE VICTORIEUSE

Contre la souffrance dans la plupart des Maux

OUVRAGES DU MÊME AUTEUR

Des suites des Fractures de la Rotule et de leur thérapeuthique. In-8 de 100 pages *(épuisé)*.

La Crémation, extrait des *Sciences biologiques à la fin du XIXe siècle*.

L'Islande et l'Archipel des Fœrœrs (3e édition), 52 figures. In-18 de 400 pages *(Paris, Hachette)*.......... 4 fr.

Coup d'œil sur les idées dominantes en zoologie à travers les âges, 3 livraisons des *Sciences biologiques*. 3 fr. 75

Précis d'urologie clinique (en collaboration avec L. Lematte) in-8° de 150 pages .... 3 fr. 50

Comment on se défend des maladies nerveuses. La Lutte contre les Névroses et la Neurasthénie, in-8° avec figures .... 1 fr.

Comment on défend sa bouche. La Lutte pour la conservation des dents, in-8° avec figures .... 1 fr.

Comment on défend ses poumons. In-8° de 40 pages avec figures .... 1 fr.

Comment on se défend contre les maladies de cœur, avec figures dans le texte .... 1 fr.

Comment on se défend du Rhumatisme. La Lutte contre les douleurs et l'arthritisme, in-8° avec huit figures dans le texte.................................. 1 fr.

Comment on se défend contre les maladies du Rein. La Lutte contre le sucre et contre l'albumine, avec figures dans le texte.................................. 1 fr.

Comment on se défend contre les maladies du Foie. La Lutte contre l'ictère, la colique hépatique et les cirrhoses, avec figures............................ 1 fr.

Comment on se défend contre les maladies du sang. La Lutte contre la chlorose et les anémie.......... 1 fr.

Formulaire pratique des Parfuns et des Fards, in-16 avec figures.................................. 6 fr.

XXXX

COMMENT ON SE DÉFEND DE LA DOULEUR

LA LUTTE VICTORIEUSE

Contre la souffrance dans la plupart des Maux

PAR

Le Dr HENRY LABONNE
LICENCIÉ ÈS-SCIENCES, OFFICIER DE L'INSTRUCTION PUBLIQUE
ANCIEN INTERNE DES HÔPITAUX DE PARIS

Prix : 1 franc

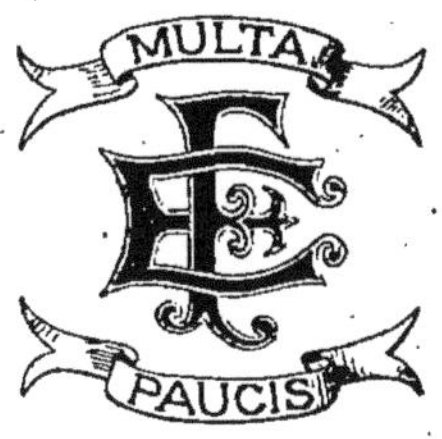

PARIS
L'ÉDITION MÉDICALE FRANÇAISE
29, RUE DE SEINE, 29

AVANT-PROPOS

Bien que mon titre soit général, je ne veux cependant traiter que du seul symptôme *douleur* et apprendre au lecteur comment, dans beaucoup de maladies, de malaises ou de petits maux, il pourra sinon supprimer entièrement la souffrance, tout au moins la diminuer. La médecine soulage souvent, guérit quelquefois, dit un vieil adage, j'ajoute, que grâce à mon opuscule, on soulagera toujours. Depuis quelques années les découvertes de médicaments analgésiants, hypnotiques, ou parégoriques, se sont multipliées et nous possédons des armes contre les paroxysmes qui font désirer la mort au malheureux torturé ; ces armes si bien représentées, par la cocaïne, le chloroforme, le menthol, l'acide picrique dans les brûlures, l'éther, le chloral, le pavot et ses dérivés. Nous allons apprendre à les manier en attendant l'arrivée du praticien.

Nous devons forcément employer la division alphabétique et indiquer immédiatement en quelques lignes la méthode ou le remède le plus actif contre la douleur dans telle ou telle affection. Naturellement nous supposons le mal connu, car sans ce principe, notre nouveau « Comment on défend » au lieu d'être original ne serait qu'une répétition de nombreux catéchismes et manuels dits de premiers secours.

Dr Henry La Bonne
Licencié ès-sciences
Officier de l'Instruction publique.
Ancien interne des hôpitaux de Paris.

COMMENT ON SE DÉFEND

DE LA DOULEUR

LA LUTTE VICTORIEUSE

Contre la souffrance dans la plupart des Maux

Comme je le dis dans mon avant-propos, nous allons indiquer dans chaque affection le plus rapide moyen de soulager la douleur, mais il est utile de nous livrer tout d'abord à quelques observations préliminaires sur l'action des médicaments ou des moyens parégoriques et, savez-vous quel est le proto-type de cette action médicale ? c'est le sommeil qui, comme le dit si bien le Dr Aud'houi « rafraîchit, calme, repose la matière vivante, restaure ses forces radicale (j'ajouterai primitives) rétablit l'énergie ». Diminuer la douleur c'est donc avoir recours à des agents curatifs qui diminuent la sensibilité aux causes d'irritation ou consécutive aux effets d'un état morbide ; diminuer la douleur c'est chercher à imiter l'état de sommeil. Mais le mal peut être de cause centrale, c'est-à-dire réfléchi sur le cerveau et sur la moelle; nous aurons donc alors recours aux hypnotiques ou médicaments qui endorment (du mot grec ὑπνόω, j'endors); il peut être aussi superficiel, périphérique ; nous emploierons alors l'action locale analgésiante.

Un exemple ; A la suite d'une fièvre continue, j'eus, vers l'âge de vingt ans, une douleur atroce dans l'articulation de la hanche et dans toute la masse musculaire qui l'entoure, je me voyais bien renaître, la convalescence marchait rapidement mais l'usage de la jambe droite m'était interdit, partant je ne pouvais jouir d'une véritable résurrection, aussi fis-je rappeler le vieux praticien qui avait déjà cessé ses visites. « Mets-toi, me dit-il, un vésicatoire : dans huit jours tu ne souffriras plus et même tu pourras te promener. » J'avoue que j'hésitai, certaines lectures sur les méfaits du vésicatoire (plus on est ignorant moins on croît les gens expérimentés) me détournaient de son emploi ; mais grondé par ma mère j'obéis ; huit jours après je pouvais courir ; mieux encore huit heures après l'application *in loco dolenti* je ne souffrais plus ; pourquoi ? parce que la *vésication* agit sur les terminaisons des nerfs cutanés, comme le font les ventouses scarifiées sur les fines extrémités nerveuses, elle exerce une action analgésiante analogue à celle de l'incision, de l'arrachement ou tout simplement de l'élongation d'un nerf. Comment la pathologie ou la physiologie expérimentale démontrent-elles qu'on peut annuler la douleur au point de vue cérébral ? En coupant le nerf de la partie affectée. On arrive au même résultat en le liant ou en le comprimant. Qui ne sait que chez la femme on empêche une crise d'hystérie en lui comprimant les ovaires ?

Qui ne sait encore que, en serrant l'extrémité des membres, on peut arrêter certains *auras* des nerveux dans leur mouvement de propagation.

La chaleur et le froid sont également de bons moyens pour engourdir les extrémités des nerfs et diminuer le mal. Un fer à repasser et une brique bien chauffés, un sac ou des bas remplis de cendres brûlantes, des linges passés à l'étuve posés sur la partie douloureuse, font remercier la ménagère qui n'ignorait pas ces remèdes domestiques. Dans les entorses, les foulures, dans les migraines, les habitants de la campagne appliquent des compresses d'eau de puits; dans les inflammations cérébrales et abdominales, le médecin se sert des applications de glace mises en fragments dans une vessie ou dans un sac de caoutchouc. Les pulvérisations d'éther ou même les simples compresses de ce corps volatil permettent de réduire les hernies dans la grande majorité des cas.

Un opuscule qui, pour chaque douleur constitue un memento alphabétique des actions calmantes, n'est donc pas, à notre humble avis, livre à dédaigner.

ABATTEMENT

Dans l'abattement, la douleur, qui peut être morale, provient d'une diminution de l'action nerveuse qui se traduit par une grande parésie des mouvements, des sensations et de l'intelligence ; nous n'hésitons pas à ordonner quelques gorgées d'un bon vin de France ; plus le malade se sentira accablé, mieux le phénomène de rétablissement se produira. La force musculaire revient : l'irritabilité moyenne se rétablit, le cœur accentue ses mouvements. Ne pas aller à l'ivresse bien entendu. Un verre de vin de champagne frappé à la glace, peut chez les riches remplacer le rouge-bord du prolétaire.

Si l'on est à portée d'un pharmacien, faire préparer la potion cordiale suivante :

Vin de Banyuls ou de Samos.........	110 gr.
Sirop d'écorce d'orange amère........	40 —
Teinture de cannelle................	10 —

Mêlez.

A prendre en une ou trois fois.

ABCÈS

Le seul traitement de la douleur est de donner issue au pus et si l'on veut même ne pas souffrir pendant l'incision ou l'enfoncement de l'aiguille, il faut au préalable pulvériser de l'éther ; un simple pulvérisateur à défaut de celui de Richardson servira; la peau, ainsi *congelée*. ne sentira rien, on peut la percer, la piquer ou l'inciser.

Panser ensuite pour éviter la dissémination des germes avec :

Eau colorée et distillée.....	un litre.
Sublimé..................	50 centigr.

ACIDES. ACIDITÉS.

Nous supposons soit une absorption accidentelle, soit un abus de vinaigre ou de citron, la douleur stomacale sera calmée par le *lait de magnésie calcinée*; on peut aussi faire dissoudre une pincée de sel de Vichy dans l'eau et l'avaler. Les médicaments connus sous le nom fallacieux de bi ou de tridigestine, *augmentent* le mal.

ACNÉ

Soulagement immédiat par l'eau très chaude et alcaline, s'en laver au moins le matin au réveil et le soir au coucher, Dans l'acné varioliforme, non seulement on calme, mais encore on peut empêcher le patient d'être marqué, si l'on prend le soin de percer chaque pustule et si on les badigeonne ensuite à l'iodure d'argent.

ACRODYNIE

Les fourmillements ou douleurs plus ou moins vives, aux mains et surtout aux pieds, seraient apaisés par le liniment suivant :

Huile d'amandes douces..........	90
Savon pulvérisé.................	ââ 5
Teinture d'opium................	

ALLAITEMENT

Quand on prend le soin de laver ou d'essuyer avec un linge mouillé bien propre (eau bouillie), la bouche de l'enfant, afin d'éviter les fermentations du lait qui resterait, on éloigne presque toujours les gerçures du sein, mais si celles-ci existent on les guérit avec des compresses d'une solution de chloral (dix centigrammes pour cent d'eau).

AIGREUR

Supprimer le vin aux repas, momentanément le remplacer par l'eau pure ou la bière légère et prendre dans le moins de liquide possible, trois fois par jour, une cuillerée ou deux à café de charbon de peuplier pulvérisé.

ALBUMINURIE ORDINAIRE

Des ventouses scarifiées le long des reins et suivre le régime lacté, pour ne pas avoir à revenir sur celui-ci que nous conseillerons dans d'autres cas ; nous allons indiquer la pratique de plusieurs hôpitaux (service Tarnier entre autres) : premier jour, un litre de lait et 2 portions d'aliments ; le deuxième jour, deux litres de lait et seulement une portion ; le troisième jour, trois litres et une demi-ration ; le quatrième jour, rien que du lait et autant que l'on en voudra boire.

ALCOOLISME AIGU ET DELIRIUM TREMENS

Premier état, faire vomir et mettre le malade dans un lit chaud, mais non dans le fumier comme on fait à la campagne, deuxième cas ; toutes les heures dix gouttes de laudanum jusqu'au calme ; puis apaiser la souffrance de la soif avec de l'eau de Saint-Galmier (1) ou autre analogue, additionnée par litre du jus d'un citron au moins.

ANGINES OU MAUX DE GORGES

Toutes les précautions contre le froid diminuent la douleur comme aussi l'enveloppement permanent du cou avec de l'ouate imbibée de baume tranquille (évitez les taches, ce baume est huileux). Pour nourrir : sans forcer le malade à avaler péniblement

(1) Montmartel.

un bol alimentaire toujours un peu dur, je donne du lait, du vin coupé de moitié avec du bouillon, des laits de poule épais, aromatisés au gré du malade, du chocolat, etc.

Les badigeonnages suivants portés avec un pinceau droit et recourbé sur les amygdales, le voile du palais, les piliers ou même l'arrière-pharynx, selon le cas, diminuent beaucoup la douleur si vive.

℞ Chlorhydrate de cocaïne...	0 gr. 30
Menthol Van Denn.........	1
Huile d'olives..............	30

Dans l'angine gangréneuse, faire toutes les deux heures des lavages analgésiants et antiseptiques avec la solution suivante :

℞ Menthol Van Denn......	0 gr. 25
Acide phénique	5
Eau	un litre.

Insuffler matin et soir la poudre suivante :

Menthol.....................	4 gr.
Acide borique...............	10

pulvérisez finement.

La fièvre assez souvent intense sera combattue par :

Antipyrine..................	1 gr.
Bromure de sodium..........	5
Eau-de-vie.................	30
Sirop d'écorces d'oranges.....	30
Eau distillée	30

Une cuillerée à entremets toutes les trois heures.

Dans le croup, le praticien soulagera beaucoup en pensant à faire trois fois par jour deux grands lavages de la bouche, du pharynx et du nez avec

♃	Liqueur de Labarraque...	50 gr.
	Eau bouillie............	un litre.

Toutes les deux heures toucher les fausses membranes avec un tampon imbibé de

♃	Acide salicylique.........	1 gr.
	Glycérine.................	40
	Menthol Van Denn........	1
	Eau bouillie..............	60

Alcool, q. s. pour dissoudre le menthol.

L'alimentation la moins douloureuse consistera en lait, vin et bouillon gras mélangés, potages, crême, cervelles écrasées, jus de viande concentré à la marmite de Papin.

Le docteur Polonais A. Malinowsky dit qu'il s'est vu bénir par les malades atteints du mal de gorge scarlatineux, ce que nous nommons en France

diphtérie scarlatineuse,

en employant les pulvérisations ou inhalations de la mixture suivante :

Créosote de Hêtre............	} àâ 0,50 centigr.
Thymol......................	
Alcool camphré.............	} àâ 25 grammes.
Essence de térébenthine....	

A l'aide d'un pulvérisateur quelconque, on projette ce mélange pendant une demi-minute au moins sur la muqueuse pharyngienne et dans les cavités nasales, et on répète ces pulvérisations toutes les deux heures. On peut aussi, dit-il, faire inhaler ce même liquide qu'on verse, à cet effet, dans le flacon classique à double tubulure.

Aux maux de gorge, j'annexe la *Pharyngite* qui s'y rattache très naturellement et je me joins tout à fait à Hamon du Fougeray pour approuver le traitement suivant qui atténue la toux fatigante, supprime la sensation d'un corps étranger, que les efforts du malade s'épuisent à vouloir chasser, supprime la sécheresse de la gorge si pénible. Ces troubles ne laissent pas que de faire souffrir énormément les malades et pour les combattre victorieusement, il faut employer une substance anesthésique et antiseptique susceptible de faire disparaître la congestion pharyngienne.

♃	Menthol......................	1 gr.
	Huile *fraîche* d'amandes........	10 gr.

Le malade se traite lui-même en procédant ainsi :

« Tremper dans l'huile mentholée un petit pinceau semblable à ceux qui servent à faire de l'aquarelle, l'introduire ensuite successivement dans chaque narine, renverser la tête en arrière et aspirer fortement jusqu'à ce qu'on sente le goût du menthol. Prendre ensuite un grand pinceau courbé monté sur un manche en bois, que l'on trouve chez tous les pharmaciens, l'imbiber aussi comme on a fait du petit, de la solution et se badigeonner largement l'arrière-gorge, en allant le plus bas possible et en remontant en arrière et au-dessus du voile. » C'est un procédé très pratique, beaucoup plus facile à employer que les autres, et très efficace contre la douleur ou la gêne.

Angine de poitrine. Inhalation de nitrite d'amyle pendant l'accès.

ARTHRITE

Avant tout, *immobiliser le membre*, faire de la compression ouatée et du massage doux et calmant, au niveau de l'articulation malade, pointes de feu.

La solution suivante calme et peut aider à la résolution de l'épanchement.

Iodure de sodium...........	10 gr.
Eau distillée.....	150 gr.

Matin et soir au moment des repas, une cuillerée à soupe.

ASPHYXIE

Respiration artificielle en élevant les bras du malade et en les laissant ensuite retomber et reposer un instant sur les côtés du corps ; ramener la chaleur vitale par des frictions sèches ; traction rythmée de la langue, procédé du Dr Laborde.

ASTHME

Voici d'abord une bonne potion pour calmer la crise :

Sirop d'éther.................... 50 gr.
— de morphine.......... 50 gr.
Alcoolat de mélisse........... 50 gr.

Une cuillerée à café de 15 minutes en 15 minutes.

Je rappelle qu'un vomitif enraie souvent les accès.

Ensuite une aspiration de vingt minutes de :

Pyridine....... Une cuillerée à café.

dans une soucoupe d'eau chaude.

Chacun peut aussi préparer soi-même une poudre anti-asthmatique et en respirer la fumée après l'avoir allumée.

♃ Feuilles de belladone........... 100 gr.
— de datura stramonium.... 100 gr.

Concassez grossièrement et imbibez d'une solution de salpêtre, puis laissez sécher au *soleil*.

Il existe un asthme dit du Foin ou Hay Fever, fièvre du foin que l'on attrape à la fenaison. Huchard conseille alors les insufflations nasales fréquemment répétées avec :

Sulfate de quinine............. 3 gr.
Poudre de benjoin amygd...... 5 gr.

Mêlez bien au porphyre.

Monin calme les accès d'asthme chez les enfants avec quelques gouttes de pyridine versées sur un mouchoir qui, attaché au cou, retombe sur la poitrine.

ASYSTOLIE

Consulter mon livre « *Comment on se défend contre les maladies du cœur* », inhalation de nitrite d'amyle.

Asseoir le sujet dans son lit en lui mettant deux ou trois oreillers derrière le dos.

AVORTEMENT

En même temps qu'un lavement avec 15 gouttes de laudanum de Sydenham supprimera les douleurs de reins, on aura d'assez grandes chances de l'enrayer s'il est imminent.

Richardson donne en même temps toutes les demi-heures 0,60 centigrammes d'hydrate de chloral dissous dans dix gouttes de teinture de Viburnum qu'il fait absorber dans un peu d'eau.

BALANITE OU BALANOPOSTHITE

Repos et grands bains; introduire l'extrémité effilée de la seringue sous le prépuce et injecter de l'eau de pavots chaude, la douleur cessera et l'étranglement de l'extrémité antérieure de l'organe aussi.

L'opération du Phimosis, sauf dans le cas de gangrène menaçante, ne presse pas.

BATTEMENTS DE CŒUR

La *digitaline est un poison dangereux* et, c'est au médecin seul qu'il appartient de pouvoir saisir le moment précis où il convient de cesser et de reprendre son emploi.

Mais le sulfate de spartéine retiré du genêt, relève la tension artérielle; dans la demi-heure le cœur se ralentit et devient régulier.

Sulfate de spartéine.........	0 gr. 20
Sirop de laurier-cerise........	35
Eau bouillie................	45

Une cuillerée à soupe matin et soir. Chaque cuillerée de sirop contient cinq centigrames de principe actif.

On peut aussi mettre un sinapisme sur la région précordiale.

BILIAIRE (*Lithiase*)

Colique hépatique.

Le plus héroïque des remèdes contre la douleur intolérable avec ses nombreuses irradiations, c'est l'injection sous-cutanée de morphine (*un à trois centigrammes* dans la journée). Viennent ensuite les lavements de chloral, les cataplasmes chauds, les bains chauds prolongés, le massage et l'absorption d'un verre de bonne huile d'olives.

BLENNORRHAGIE CHEZ L'HOMME

L'injection d'huile d'amandes douces et les bains tièdes calment la souffrance.

Eviter le bicarbonate de soude, si recommandé il y a quelques années ; donne de la cystite.

Uriner le moins souvent possible, tous les malades savent que la douleur est bien plus vive dans l'émission de quelques gouttes plus chargées de principes irritants.

Empêcher les érections faciles, mais atroces, avec le suppositoire suivant :

Hydrate de chloral...........	1 gr.
Beurre de cacao..............	q. s.

qui en même temps calmera la cystite.

BLENNORRHAGIE CHEZ LA FEMME

Beaucoup moins douloureuse ; on peut atteindre (comme chez l'homme du reste), le gonocoque dans les couches profondes avec l'excellente injection suivante du Dr Duquaire, injection peu connue, mais que le lecteur des « comment on défend ». fera bien de recommander aux intéressés qui, il n'y a pas de mystère à l'avouer, sont légion.

♃	Vaseline liquide.............	100 gr.
	Sous-nitrate de Bismuth......	20
	Salicylate de méthyle........	1

Guérit souvent en trois jours.

BLENNORRHAGIE (ARTHRITE)

Pour soulager : Immobiliser dans un appareil silicaté ou plâtré et faire des onctions avec :

Baume tranquille...............	40
Chloroforme....................	10
Extrait thébaïque..............	àâ 2
— de jusquiame............	
— de belladone............	

BLÉPHARITE

Bien laver les cils d'une infusion de thé vert et faire tomber les croûtes avec patience, puis deux fois par jour oindre le bord des paupières avec la pommade de de Wecker.

℞ Précipité rouge..............	0,10
Acétate de plomb cristallisé..	0,005
Axonge benzoïnée..............	5
Huile de noisettes........	V gouttes

BLÉPHAROSPASME

Masser l'œil en rond avec l'extrémité des doigts et prendre deux cuillerées par jour au moment du repas, du sirop suivant :

Sirop d'écorce d'oranges amères..	200 gr.
Bromure de potassium..........	10

BOULIMIE

Au moment des accès, deux gouttes de Laudanum de Sydenham calment le plus souvent.

BRONCHITES

Pour moins souffrir, il faut tout d'abord pratiquer l'art de tousser, c'est-à-dire s'entraîner à le faire aussi doucement que possible, ce qui est beaucoup plus facile que l'on ne l'imaginerait au premier abord; on évitera ainsi de déchirer et d'enflammer les tissus spongieux. frêles et délicats dont sont formés les poumons.

Une cuillerée à soupe du sirop suivant — adultes —:

Sirop de tolu	āā 30 gr.
Sirop de codéïne..........	
Eau de laurier cerise..........	15

Les granules suivants soulagent la trachéite très marquée, et le chatouillement si désagréable qui en est la conséquence:

Extrait thébaïque	0 gr. 01
Extrait de jusquiame.......	

pour un granule. En prendre un toutes les quatre heures.

Moyen pratique pour combattre la toux opiniâtre chez les enfants.

2 à 3 cuillerées à café par jour et autant dans la nuit de :

Sirop d'hydrate de chloral....	15	gr.
Sirop de bromure de strontium	20	—
Sirop de polygala...........	30	—
Eau de fleur d'oranger.......	6	—

BRULURES

Le traitement le plus simple consiste à soustraire la partie brûlée aux atteintes de la pression et de l'action directe de l'air et un des meilleurs moyens est l'application de ouate imbibée d'*acide picrique* en solution faible qui diminuera de beaucoup les souffrances.

Si la brûlure est profonde : vaseline iodoformée.

CANCER

Le pansement avec la poudre d'aristol calme, et les préparations de Condurango ou la teinture de thuya à l'intérieur soulagent aussi.

La régime végétal répugne moins que celui de la viande qui fait horreur aux malades ; les frictions l'hydrothérapie, les exercices physiques, consolent aussi.

CATARACTE

Soulagement moral en dilatant chaque jour la pupille par l'instillation de quelques gouttes du collyre suivant :

Eau distillée.................	10 gr.
Sulfate d'atropine..........	0,05

Le malade qui conserve une parcelle de vision attend avec plus de patience l'extraction de son cristallin devenu opaque.

CHLOROSE

Maladie presque indolore ; consulter pour la guérison mon petit volume « Comment on se défend contre les maladies du sang ». Le remède le plus héroïque c'est le fer associé au quinquina jaune.

CHORÉE (*Danse de Saint-Guy*)

Calmant :

Bromure de sodium.....	āā 10 grammes.
— de potassium,..	
— d'ammonium ...	
Sirop d'écor. d'orang. amères	300 grammes.

Trois cuillerées à soupe par jour au moment des repas.

Les préparations d'extraits animaux ou séquadiennes en suppositoires et injections hypodermiques semblent avoir été fort efficaces si l'on en croit de très récentes observations.

CLOU (*Anthrax et Furoncle*)

Le débridement avec une lancette ou un bistouri est le principal maître de la douleur intense à la période de suppuration ou de fluctuation, l'incision doit être large, pour être tout à fait antiseptique et permettre au pus de s'évacuer complètement; on lave alors la cavité avec une solution analgésiante.

Menthol.............	1 gr.	
Sublimé............	2	
Alcool	10	
Eau distillée.........	990	(La Bonne).

On préconise aussi les injections de levûre de bière et l'absorption *per os* de cette même levûre.

COLIQUES

Le port d'une ceinture de flanelle est un bon moyen préventif.

Brique chaude entourée de linges sur le ventre; 250 grammes (un verre) de lavement gardé avec dix gouttes de laudanum constituent un calmant immédiat et énergique. Les grands bains procurent de suite un grand soulagement ainsi que les insufflations d'air dans le rectum avec un soufflet dans la Colique de miserere ou d'occlusion intestinale, mais appeler le médecin qui fera la laparatomie s'il y a lieu.

COLIQUES NÉPHRÉTIQUES

Bain prolongé, injection de morphine et lavement avec trois grammes de chloral et 20 gouttes de laudanum ; on peut aussi mettre sur les reins des compresses de chloroforme.

COLITE

— Chronique — peut persister longtemps à l'état de colite sèche, pas de lavement froid sur le ventre, grands bains chauds au moment des crises ; éviter les eaux alcalines et les *glycérophosphates*, massage du ventre.

CONDYLOMES

Peu douloureux ; se ratatinent et sont supprimés par la poudre suivante :

Calomel....................	30 gr.
Acide borique...............	25
Acide salicylique............	5

CONJONCTIVITES

Les compresses d'eau de pavot salicylée conviennent à toutes les conjonctivites en attendant la visite du spécialiste.

CONSTIPATION

Un grand principe domine toute la guérison de cette infirmité qui ne laisse pas que de torturer une assez importante partie de l'humanité. *Plus les aliments sont azotés* (la viande, le poisson, etc.) *moins il y a de selles*, donc pour augmenter le nombre des garde-robes, nous devons manger des herbes : cure de raisin, épinards, fruits bien mûrs, pruneaux, miel, pain de son, pain d'épice, oranges ; boire beaucoup d'eau, à condition qu'elle ne soit pas calcaire ; Marcher, se présenter tous les jours à la même heure à la selle (1), ce que l'on a appelé discipliner l'intestin.

CONVULSIONS

Jamais de narcotiques : dévêtir l'enfant pour lui faciliter la respiration, ouvrir les fenêtres et le coucher, la tête un peu relevée ; appliquer des sinapismes aux jambes et le plonger dans un bain chaud tout en maintenant la tête fraîche avec des compresses placées sur le front.

COQUELUCHE

Pour diminuer énormément la souffrance de l'enfant, il faut le préserver de l'humidité et le tenir

(1) Les pilules du Dr Melville sont les meilleures.

dans une température aussi constante que possible et lui donner une cuiller à café toutes les heures de la potion suivante, dans du lait :

Chloral..........................	2 gr.
Teinture de belladone.......	XXXX gouttes.
Eau distillée...................	100 gr.
Sirop de laurier-cerise......	20

On peut aussi badigeonner la gorge très en arrière, avec la mixture à la cocaïne que j'ai indiquée au mot *Angine*.

Les infusions de thym et de serpolet (frais autant que possible), 100 grammes bouillis dans un litre d'eau réduit à demi-litre et sucrées avec 250 grammes de sucre, puis filtrées au travers d'un linge propre et fin sont à conseiller. La coqueluche aime une atmosphère pure et souvent renouvelée, voilà pourquoi l'eau oxygénée à 12 volumes réussit aussi bien en évaporation.

CORYZA OU RHUME DE CERVEAU

Voici mieux qu'un remède un traitement abortif d'un médecin d'Albi : « A la première menace s'introduire dans chaque narine un léger tampon de gaze iodoformée (à saturation), que l'on change suivant les besoins, 5 à 6 fois par jour. »

CORS AUX PIEDS

Acide salicylique..........	1 gr.
Extrait de chanvre indien.	0,50 cent.
Alcool à 90°..............	1 gr.
Ether à 62°...............	2,50
Collodion élastique...... ..	5 gr.

Renfermer en un flacon à large ouverture, bien bouché.

Tous les jours, pendant une semaine, badigeonnez le cor ou l'œil de perdrix ou l'oignon à l'aide d'un pinceau trempé dans ce liquide. Puis, prenez un bain de pied et vous aurez le plaisir d'arracher votre ennemi facilement, sous la simple pression du doigt, et s'il est vrai que le « cor d'un ennemi mort sent toujours bon » vous le contemplerez d'un œil réjoui.

Les fameuses pommades anti-cors sont à base d'acide acétique.

CRAMPES

Pour l'éviter quand on la sent venir, et sa visite s'annonce toujours, étendre le membre si elle siège dans les muscles fléchisseurs, ou, au contraire, le fléchir si elle siège dans les muscles extenseurs. Il me souvient qu'au Lycée j'en souffris moralement et physiquement, on ne peut plus, au sortir d'un bain froid pris en cachette : quand je vis le mollet roulé en boule et si douloureux je me demandai si je n'allais pas rester sur place pour mieux être puni de ma désobéissance et de mon infraction aux règlements.

CREVASSES

Onctions deux fois par jour avec :

Menthol Van Denn..........	2 gr.
Lanoline......................	50

Huile, q. s. pour dissoudre le menthol.

CYANURE DE POTASSIUM

Si vous vous trouvez en présence d'un empoisonnement causé par ce corps très employé dans l'industrie et dans la photographie, dissolvez rapidement, mais séparément, 50 grammes de carbonate de soude et 50 grammes de sulfate de fer dans de l'eau, environ un demi-litre, mélangez les deux solutions et donnez par tasses à la victime. Respiration artificielle, inhalation d'oxygène.

CYSTITE

En première ligne, injections et lavages de la vessie, mais voici d'excellentes pilules utiles dans toutes les formes :

Baume du Canada..........	20 gr.
Magnésie calcinée...........	2
Poudre de savon..........	ââ q. s.
Poudre de benjoin..........	

T. S. A. pilules n° 100. — Les faire très molles, ne les rouler qu'au bout d'une demi-heure, quand elles ont pris un peu de consistance ; enfin, les disquer sur de la magnésie, qui les recouvre d'une couche plus dure. 4 à 6 par jour.

DENTS

Acide phénique..............	àà 5 gr.
Chloral hydraté..............	
Camphre....................	
Glycérine..................	

Sans trop serrer l'ouate dans la cavité, laissez 24 heures en place. Inutile de faire remarquer que ce remède n'a qu'une action temporaire et qu'il faut traiter *ut decet* la carie.

Odontalgie :

Chlorhydrate de cocaïne........	1 gr.
Essence de laurier-cerise......	1
Teinture d'arnica..............	10
Acétate d'ammoniaque liquide.	20

Tampon, lavage ou friction, selon le cas. Le thymol est bon aussi.

Pour éviter les récidives, se brosser les dents au savon, et se rincer la bouche 4 fois par jour avec le menthol van Denn qui se vend partout.

DIABÈTE

Hydrothérapie. — Exercices physiques. — Massage. — Pas d'aliments sucrés, c'est *le point le plus important* pour *être soulagé.* Les moins infidèles des médicaments sont : l'antipyrine, les alcalins et les arsénicaux, faire de l'antisepsie intestinale avec :

Résorcine très pure.........	1 à 2 gr.
Eau........................	200

à prendre en quatre fois dans les 24 heures.

La pilocarpine réussit à faire disparaître la sécheresse de la bouche si fréquemment insupportable dans le diabète.

Eau distillée..................	8 gr.
Alcool à 40°	3 gr.
Nitrate de pilocarpine.........	0,05

Cinq à six gouttes de ce mélange pur ou étendu d'eau 4 ou 5 fois par jour.

DYSMÉNORRHÉE

Je n'indique, bien entendu, que des remèdes palliatifs :

Les serviettes chaudes sur le ventre ; bains de pieds sinapisés ; massage des reins ; et à propos de bains à la moutarde il n'est pas inutile d'en indiquer les doses.

Bain de pied...	60 gr.	dans de l'eau à 37°
Bain complet...	500 —	— —

durée maxima du bain : dix minutes.

A l'intérieur, toutes les deux heures, une cuillerée à soupe du julep suivant :

Bromure de potasium........	2 gr.
Hydrate de chloral...........	3
Julep gommeux.............	120

L'expulsion naturelle de débris membraneux à la suite d'une injection chaude confirment le diagnostic de métrite aiguë spéciale : dysménorrhée membraneuse.

DYSENTERIE ET DIARRHÉE FORTE

Diète lactée en ne prenant le lait que bouilli, chaud et lentement, par petites gorgées ; il est bon d'imiter l'enfant qui, par la succion, fait subir à son aliment, une première digestion buccale. Enrayer le mal par les cachets suivants :

Salicylate de bismuth....	0,50 centig.
Naphtol B..............	0,25

4 cachets par jour. Si la dyssenterie est très forte, on peut prendre d'heure en heure une cuillerée de la potion suivante :

Sirop de Ratanhia.........	80 gr.
Sirop de coings...........	80
Teinture de cannelle......	20
Alcoolat de mélisse.......	20
Laudanum de Sydenham ..	XXV gouttes.

(La Bonne).

Chez l'enfant, le régime suivant :

Bouillon gras...............	1000 gr.
Glycérine..................	100

six cuillerées à soupe par jour, produit souvent de merveilleux résultats.

DYSPEPSIE

Supprimer l'absorption, surtout à jeun, des vins dits médicinaux et des glycérophosphates à base de *sels minéraux*, puis, s'il y a de l'embarras gastrique, on sera soulagé en prenant 4 cuillerées à café par jour de la poudre suivante :

Magnésie carbonatée bien pure ..	30 gr.
Craie préparée.................	20
Fleur de soufre................	10
Bicarbonate de soude..........	10
Essence d'anis.................	XX gouttes

(La Bonne).

Le Dr Monin calme la dyspepsie très douloureuse avec :

♃	Extrait de condurango...	0,10 centig.
	— de cannabis.....	0,10
	Chlorhydrate de cocaïne.	0,05

pour une pilule ; administrer toutes les dix minutes au moment des crises, ne pas dépasser six par jour.

ECZÉMA

Toute douleur cessera avec le traitement suivant :

1° Lotionner avec :

Menthol van Denn.........	0 gr. 10
Chloral..................	5
Glycérine................	100
Eau de roses.............	100

2° Puis faire des onctions avec :

Chlorhydrate de cocaïne.....	0 gr. 10
Glycérolé d'amidon........	30
Essence de géranium *vraie*..	3

3° Enfin, poudrer avec :

Acide salicylique............	1 gr.
Oxyde de zinc..............	6
Talc.......................	13

Remarquez que je n'incorpore à la poudre aucune substance végétale qui serait fermentescible.

EMPOISONNEMENTS

Sous peine de sortir de mon cadre, je ne puis qu'indiquer l'antidote complexe de Dorvault, et applicable à tous les cas :

Magnésie calcinée	10 gr.
Hydrate de peroxyde de fer.....	10
Charbon *animal* pulvérisé......	10

à administrer rapidement délayé dans un peu d'eau dans les empoisonnements par l'arsenic, les acides, les alcaloïdes, tabac, opium, laudanum, etc. Mais, toujours tenter d'abord de faire vomir en chatouillant la luette avec une plume ou le doigt.

Si le poison est déjà arrivé dans l'intestin : purgatif au sulfate de soude et grands lavements.

ENGELURES

Moyen certain de faire immédiatement cesser la douleur et toute démangeaison pénible.

Vaseline..........................	30 gr.
Sozoiodol de zinc............	4

ENROUEMENT

Celui des chanteurs ou celui qui est dû à la fatigue sera supprimé par 50 grammes de Sirop d'Erysimum composé du Codex, sucrant une bonne tasse de tisane d'Erysimum officinale. Le chantre de Notre-Dame qui fit jadis avec cette plante, l'*herbe aux chantres*, un sirop fort estimé contre la toux, était un bon observateur.

ENTORSE

Douleur et œdème ou ecchymoses des parties molles entravant l'articulation, cesseront par l'immersion du membre dans un baquet d'eau froide, puis immobilisation en situation élevée et compresse du classique résolutif.

Alcool camphré	150 gr.
Eau blanche...............	150
Teinture d'arnica..........	150

A partir du 3e au 4e jour, massage d'un quart d'heure en *remontant de bas en haut.*

EPHÉLIDES OU MASQUE

Affliction morale de coquetterie, guérie par la pommade suivante, employée avec précaution.

Oxychlorure d'hydrargyre......	0,10 centigr.
Vaseline pure, bien blanche....	30
Essence de géranium..........	X gouttes.

Laisser en place pendant quelques heures, calmer la sensation de cuisson consécutive, en saupoudrant d'une bonne poudre de riz (consulter mon *Formulaire des parfums et des fards*).

ÉPIDIDYMITE OU ORCHITE

Le meilleur moyen pour ne pas souffrir, c'est le repos au lit, si on le peut hélas ! car c'est surtout dans les maladies, que l'on voit que le mot *égalité* est vain ! les bourses soutenues par une planchette ou un carton échancré reposant sur les cuisses. Tenir constamment sur les testicules des compresses humides très froides. Vers le 4e jour, un *pansement compressif ouaté.*

EPILEPSIE

Couchez le malade au moment de l'attaque et si le carus ou coma se prolonge, placez des sinapismes aux jambes, arrosez la tête d'eau froide et donnez un lavement au sel de cuisine. La rémission des crises s'obtient en donnant 3 cuillerées à bouche par jour de :

Bromure de Sodium	5 gr.
— d'ammonium	5
— de potassium	50
Eau	50
Sirop d'écorce d'orange amère	150

EPISTAXIS OU SAIGNEMENT DE NEZ

Chez le vieillard, ne pas l'arrêter, car il est utile; le plus rapide moyen est de laver la narine saignante à l'eau glacée, puis d'injecter avec une seringue le jus d'un citron sur la muqueuse, débarrasser des caillots.

Si l'épistaxis était menaçant, injection hypodermique de 0,50 centigrammes d'ergotine.

ERYSIPÈLE

Badigeonner avec un pinceau toutes les deux heures, les tissus malades et environnants avec :

Cocaïne	0,25 centigr.
Menthol	1 gr.
Huile camphrée	30

et le malade vous bénira.

FAUX-CROUP OU LARYNGITE STRIDULEUSE

Terreur des mères ! Eviter le froid, ne pas perdre la tête si l'accès se reproduit quelques nuits de suite ; la durée du mal est courte.

Potion d'Archambault

♃ Lait sucré tiède	1 tasse.
Jaune d'œuf	n° 1.
Sirop de chloral	1 cuillerée à soupe
Bromure de Sodium	1 gr.

En 3 fois dans la nuit.

FIÈVRE

Axiome de l'auteur : *plus le malade boit, moins il souffre* ; donc, user et abuser des limonades fraîches au citron. Plus le malade boit, mieux il élimine ses poisons qui sont la source de l'élévation de température ; veiller à varier le décubitus pour éviter les congestions pulmonaires et aux plis du lit ; généralement, les fébricitants aiment le mélange de bon bouillon et de vin blanc ou rouge ; je conseille aussi assez volontiers, un peu de vin de Quassia-Kina Rabot pur, ou étendu d'eau.

FISSURE ANALE

Occasionne des douleurs atroces au moment de la défécation ; soulagement immédiat par les plus grands soins de propreté d'abord, et l'usage de la pommade.

Oxyde jaune..........	0,30 centigr.
Onguent popoléum....	30 gr.
Extrait de belladone...	1.50 centigr.

FISTULE

Une injection d'éther iodoformé tous les deux jours dans le trajet fistuleux calme :

Ether.........................	100 gr.
Iodoforme..................	5

M.

Mais le traitement chirurgical qui consiste à couper le canal et à faire bourgeonner les tissus, est le seul efficace.

FLATULENCES. — MÉTÉORISME. — TYMPANISME

℞	Eau distillée de menthe.....	110 gr.
	Eau de mélisse *spiritueuse*...	10
	Liqueur d'Hoffmann........	2
	Essence d'anis.............	1
	Sirop d'œillet (ou de sucre)..	30

FLUEURS BLANCHES DOULOUREUSES

Les ovules de glycérine à la belladone que la malade peut s'introduire elle-même et qui agissent comme le feraient des injections prolongées apaisent immédiatement l'intestin et décongestionnent le col tuméfié ou souillé de mucus.

FLUXION DENTAIRE

Rien n'apaise mieux que des fomentations ou des gargarismes longtemps gardés dans la bouche que l'on composera en mettant une grande cuillerée de menthol Van Denn dans un verre d'eau de pavot ; user de ce médicament quand il est chaud.

GALE

Voici un remède presque inédit, inoffensif et sûr, toutes les précautions pour désinfecter le linge étant d'ailleurs ensuite prises :

Naphtaline finement pulvérisée........ 10 gr.
Lanoline benzoïnée.................... 90

Guérit immédiatement les démangeaisons nocturnes.

GASTRALGIE. — GASTRODYNIE. — GASTRITE

Supprimez les vins médicaux, je l'ai déjà dit, mais c'est très important, repousser les prétendues bi ou tri-digestives, et les glycérophosphates à base de sels minéraux, les bières arsenicales, mais prendre une cuiller à café, de dix en dix minutes, jusqu'au calme, de la mixture suivante :

Sirop de laurier-cerise........ 30 gr.
— de morphine........... 30
— de chloral............. 20
Eau de fleurs d'oranger........ 10
M.

Sinapismes sur l'épigastre ou teinture d'iode. Le condurango est aussi un bon anesthésique de l'estomac, sous forme de poudre d'écorce en cachets de 0,50 centigr. : huit par jour.

GERÇURES ET CREVASSES DES MAINS

Le plus pratique lorsque les gerçures sont récentes est, après savonnage des mains à l'eau tiède, l'application de la lotion suivante, sur la face dorsale des doigts et de la main.

Alcool à 90 degrés..............	80 gr.
Glycérine....................	35
Eau de roses..................	30
Salol	2
Teinture de musc.............	2 gouttes.

On peut encore user de la pâte suivante :

Oxyde de zinc...............	13 gr.

Triturez avec :

Glycérine....................	45 gr.

Ajoutez :

Lanoline.....................	40 gr.
Essence de néroli.............	Q. S.

Il importe de savoir, surtout lorsqu'il s'agit de femmes ayant la peau délicate et sensible, que les préparations usitées produisent une cuisson, voire une douleur d'autant plus prolongée que la glycérine y figure en plus grande quantité. Pour les femmes du monde, le mieux est d'employer les onctions nocturnes, à l'aide d'un mélange de lanoline et de paraffine parfumée et amenée à la consistance solide à la température ordinaire. Ce mélange doit être alors fondu légèrement devant le feu ou au bain-marie. Il forme, en se desséchant, un vernis sur la peau, et il n'est généralement pas besoin d'un nuage de poudre de riz pour préserver le linge de taches grasses.

(Morel Lavallée).

GINGIVITE AIGUE

Deux remèdes absolus : 1° enlever le tartre ; 2° toucher à l'acide chromique et se gargariser souvent avec le Menthol van Denn tiède.

Glossite *aiguë*, traumatique, par brûlure ou par cautérisation sera calmée avec l'anesthésique suivant local et désinfectant.

Chlorhydrate de cocaïne........	2 gr.
Borate de soude..............	2
Eau de laurier-cerise.........	5
Glycérine.....................	5

GLOTTE (œdème de la)

Déchirer rapidement le bourrelet avec l'ongle *bien lavé* et pulvériser la solution suivante.

Eau..........................	100 gr.
Tannin ou alun.............	10

GOITRE

Traiter par l'iodure de potassium à l'intérieur de 3 à 6 grammes et en pommade.

GORGE

Voir *Angine*; mais je veux rappeler ici que peu de personnes savent se gargariser et indiquer le moyen d'amener le liquide curateur ou calmant aussi bas que possible. Il faut n'introduire d'abord dans la bouche qu'une petite quantité de gargàrisme et la faire progresser lentement, comme si on voulait la déglutir, puis alors, lorsque cette faible quantité est parvenue à l'épiglotte, immobiliser le voile du palais et rejeter brusquement le liquide au dehors, dire *ro* ou *ra* en se gargarisant.

Fermer le nez avec les doigts, puis rejeter la tête en arrière aussi bas que possible, est également une excellente méthode pour atteindre tous les points du pharynx.

GOURMES

Erythème, ecthyma, impetigo, scrofule sont amendés par le sirop d'iodure de fer bien préparé et les démangeaisons sont apaisées par des lavages avec l'infusion des fruits de belladone.

GOUTTE

Maintenir les couvertures soulevées à l'aide d'un cerceau : envelopper l'articulation atteinte avec de l'ouate, après avoir fait à sa surface des onctions avec le liniment suivant :

Baume tranquille............	60 gr.
Menthol.....................	2

(La Bonne)

A l'intérieur :

Teinture de colchique......	10 gr.	
Sirop des cinq racines	100 —	(La Bonne).

Une cuillerée dans une tasse de thé.

GRENOUILLETTE

Ouvrir la tumeur, puis gargarisme buccal avec le Menthol Van Denn !

GRIPPE

Lire du même auteur : *Comment on se défend contre l'influenza.*

HÉMATÉMÈSE

Jus de citron glacé, repos absolu, injection hypodermique d'ergotine, alimentation glacée et liquide pendant quelques jours.

L'hématémèse, par elle-même, soulage souvent.

HÉMOPTYSIES

Toutes les heures une prise de :

℞	Seigle ergoté.................	2 gr.
	Sulfate de quinine............	0,50

en 10 prises.

HÉMORRHAGIE

Le plus simple, le plus efficace des moyens, si elle est accessible, c'est la compression avec un linge ou de l'amadou ; ne pas mettre de toiles d'araignées pouvant engendrer le tétanos, ni de perchlorure de fer, qui norcit à tel point le siège du traumatisme que le praticien n'y voit ensuite plus rien.

L'érodium cicutarium agit bien dans les hémorrhagies utérines.

HÉMORROÏDES

La chrysarobine amène non seulement la disparition des hémorrhagies, mais encore la régression des hémorroïdes.

Vaseline......................	15 gr.
Chrysarobine..................	0,80
Extrait de belladone..........	0,60
Iodoforme.....................	0,30

pour une pommade à mettre sur le bourrelet hémorroïdaire.

HERPÈS

Fidélité dans l'union et poudre suivante :

Talc........................ 100 gr.
Salicylate de bismuth........ 2
Tannin....................... 5 (La Bonne).

HOQUET

Une traction continue sur la langue l'arrête en une minute ; c'est le traitement de choix du Dr Laborde, de l'Académie de médecine.

HYDARTHROSE

Un vésicatoire en fer à cheval, ensuite la compression ouatée.

HYPERHIDROSE OU SUEUR EXAGÉRÉE DES PIEDS ET DES MAINS

Dans l'armée Suisse, le remède de choix est de saupoudrer matin et soir avec :

Talc de Venise............... 100 gr.
Alun......................... 2

HYSTÉRIE

Contre l'attaque, compression ovarienne, *résultat immédiat* ; chez l'homme (rare), aspersion d'eau froide, inhalation d'éther et de chloroforme.

ICTÈRE CATARRHAL

Legendre soulage le prurit, qui force le malade à se gratter jusqu'au sang, avec :

Eau de laurier cerise.........	300 gr.
Alcool camphré.............	30
Sublimé....................	0,30
Chlorure d'ammonium	0,30

Usage externe.

IMPALUDISME

Sulfate de quinine, fer et toniques.

IMPÉTIGO

D'abord les émollients, les pulvérisations d'eau boriquée pour calmer la réaction inflammatoire et détacher les croûtes, puis pommade :

Vaseline..................	30 gr.
Oxyde de zinc..............	4
Teinture de géranium........	X gouttes.

IMPUISSANCE ET ANAPHRODISIE (1)

Eviter l'alcool, Bacchus contrairement à la croyance populaire, est ennemi de Vénus ; boire de l'eau aux repas et un seul verre de bon bordeaux au dessert, pas de café et, comme médicament, des pilules de

(1) Lire MONIN, *Comment on défend sa virilité.*

phosphure de zinc, alimentation forcée en poisson ou en cervelles, les truffes « qui ne sont point un aphrodisiaque positif, mais qui peuvent, en certaines occasions, rendre les femmes plus tendres et les hommes plus aimables ».

INAPPÉTENCE

Purgation au calomel : 0,50 centigr. dans 10 gr. de miel blanc, à faire prendre le matin en une fois à jeun, puis 3 fois par jour un granule de quassine amorphe à 5 milligr. Un peu d'eau de seltz glacée, prise avant le repas, donne faim.

INCONTINENCE D'URINE (*nocturne*)

Faire retenir les urines le plus possible pendant le jour, faire coucher l'enfant la tête plus basse que le bassin.

Donner, suivant l'âge, de 1 gr. 50 à 4 gr. d'antipyrine en solution.

INDIGESTION

Avant tout, faciliter les vomissements. Brique chaude ou cataplasmes sur l'estomac ou le ventre, ouvrir les fenêtres ; plus le malade sera à l'air pur, plus vite il sera guéri.

Une cuillerée à café d'eau de seltz glacée de temps à autre, mais ne pas charger l'estomac de liquides.

Nettoyer la bouche et les dents avec du jus de

citron qui corrigera la saveur amère et la mauvaise haleine.

INSECTES (*piqûres*)

Toucher avec un pinceau trempé dans

Menthol	2 gr.
Ether sulfurique..............	10

facile à porter sur soi en un flacon de sels anglais.

INSOLATION OU FULGURATION

Déshabiller le malade, le porter vite à l'ombre, lui promener sur les membres inférieurs des sinapismes et lui faire sur la tête des affusions d'eau glacée. Respiration artificielle, injections sous-cutanées d'éther ou de caféine.

INSOMNIE

Yvon donne la formule d'une bonne potion :

Hydrate de chloral	3 gr.
Bromure de sodium	3
Sirop de codéine..............	20
Sirop de laurier-cerise	20
Eau de laitue	100

Lire « *Comment on se défend contre l'insomnie.* »

INVAGINATION INTESTINALE, ILÉUS

Air dans le rectum avec un soufflet ou gaz acide carbonique au moyen d'un siphon; compresses d'éther sur le ventre. Avaler un verre plein d'huile d'olives ou une cuillerée à café de mercure métallique.

IRITIS

Dix gouttes de ce collyre :

Eau distillée..................	10 gr.
Sulfate neutre d'atropine......	1
Chlorhydrate de cocaïne.......	1

instillées dans l'œil 3 fois par jour calmeront la souffrance.

LARYNGITE AIGUE

Suppression du tabac, du vin, de l'alcool, silence absolu et pulvérisation de liquides antiseptiques et calmants.

LUMBAGO

Massages énergiques, ventouses sèches, sinapismes sur la région des reins, frictions à l'alcool camphré.

LUPUS

Les médecins russes viennent de découvrir une méthode de traitement qui donne les plus satisfaisants résultats ; la voici :

1° Badigeonner à la cocaïne à 10 0/0 pour empêcher de souffrir ;

2° Saupoudrer ensuite au permanganate de potasse. Le tissu lupique est détruit et on se trouve en présence d'une surface ulcérée nette qui, par des pansements à la gaze iodoformée, se déterge bientôt et se cicatrise complètement.

MAL DE BRIGHT (*régime des albuminuries*)

Le régime des albuminuriques d'après Albert Robin :

1° Le régime exerce une grande influence sur les albuminuriques, quelle que soit la condition génératrice de l'albumine ;

2° Aucune règle fixe ne permet *a priori* d'appliquer indistinctement tel ou tel régime à un albuminurique, même quand on a établi le diagnostic de la variété anatomique et clinique de la néphrite à traiter ; en d'autres termes, chaque albuminurique présente une personnalité morbide qui ne permet pas de lui imposer par avance tel régime, quelle que soit la faveur officielle dont il jouisse.

3° Pour chaque albuminurique il est indispensable de faire une expérience préalable qui permet de fixer quel est le régime qui donne lieu à la moindre élimination d'albumine.

4° Le régime lacté absolu et les régimes lacto-végétal et lacto-animal donnent généralement moins d'albumine que le régime dans la composition desquels le lait n'entre pas ;

5° L'albumine augmente quand on substitue le vin au lait ;

6° L'alimentation par les œufs donne moins d'albumine que le régime carné ;

7° Un régime composé d'œufs et de lait donne souvent moins d'albumine que le régime lacté absolu ;

8° Parmi les viandes, le veau et le bœuf conviennent mieux aux albuminuriques que le poulet et le mouton ;

9° Le poisson paraît toujours augmenter l'élimination d'albumine ;

10° Parmi les végétaux, les pommes de terre, les choux-fleurs et le riz sont ceux qui donnent lieu à la moindre élimination d'albumine ;

11° Il est rare que l'addition du pain à un régime quelconque augmente l'élimination d'albumine.

LYMPHANGITES

Pour rendre le plus possible indolore la lymphangite aiguë, c'est-à-dire celle qui succède à une plaie ou à une écorchure qui a été infectée, il faut recouvrir la place malade avec des compresses imbibées d'huile phénique à 1 pour 10, avec également 1 pour 10 de menthol analgésiant et envelopper le tout de taffetas gommé. Si on était en pleine campagne, en attendant ces deux remèdes, on appliquerait des cataplasmes d'amidon bien propres.

MAL DE MER

J'ai appris à moins en souffrir, dans mes explorations aux mers polaires : Islande et Cap Nord. Voici ma méthode ; rester couché et remuer le moins possible ; se sangler l'abdomen par une bonne ceinture ; quand on se lève, par un temps plus calme, fixer le ciel plutôt que le bateau qui remue, se tenir sur le pont tête au froid et prendre un peu de sirop de chloral.

Mettre du citron dans toutes les sauces à table.

MAL DE MONTAGNE

Qui est plutôt un mal de fatigue, puisque en ballon, qui monte beaucoup plus haut, on ne le ressent pas. Repos horizontal et kola sous ses formes diverses.

MAL DE POTT

Seule l'immobilisation dans la gouttière d'acier ou encore le corset de Sayre soulagent.

MAL PERFORANT PLANTAIRE

Peut succéder aux durillons : repos absolu, pansements humides et cautérisations au thermo-cautère.

MASTITE

Les douleurs vives, les élancements, la rougeur et la fièvre cessent, si on évacue le pus par des pressions répétées sur la masse enflammée ; on a conseillé la succion du sein. Ne jamais laisser téter l'enfant qui absorberait du pus et aurait ensuite des abcès multiples.

MIGRAINE

Se coucher, fermer ses rideaux et mouiller au moyen de compresses ou d'ouate, le point douloureux avec :

♃	Baume de Fioroventi........	15 gr.
	Chloroforme.................	15
	Menthol.......................	2

J'ai également retiré d'excellents effets des cachets suivants :

Sulfate de quinine..........	0 gr. 60
Antipyrine.................	1 gr. 20

En deux cachets à prendre l'un le matin, l'autre le soir.

MORPIONS OU PÉDICULI

Sublimé..............	0,10 centig.
Eau de roses..........	100 gr.

Alcool q. s. pour dissoudre.

Cette solution les tue immédiatement.

MOUCHES VOLANTES

Disparaîtront en instillant chaque jour entre l'œil et la paupière (bas et haut) le collyre suivant :

Eau distillée...........	10 gr.
Iodure de sodium......	0,05 centig.

MUGUET

Si l'enfant tète, laver le mamelon avec une solution de bicarbonate de soude à 4 p. 100 ; s'il est au biberon, *faire bouillir ce dernier* : nettoyer la bouche avec de l'eau de Vichy, puis l'essuyer avec un linge sec.

Eviter le sucre. — Si le champignon blanc résiste, badigeonner la langue avec :

Chlorure de zinc.............	1 gr.
Eau alcoolisée légèrement.....	1 litre

NÉPHRITES

Lire *Comment on se défend contre les maladies du rein* et voit le mot *mal de bright et albuminuerie.*

Adams préconise contre la néphrite douloureuse, la tisane suivante :

Têtes de pavots...............	100 gr.
Infusez dans eau............	500
Nitrate de potasse............	15

Dix grammes matin et soir.

NEURASTHÉNIE

Le soir en se couchant, on sera calmé en prenant à une heure d'intervalle, deux cachets de *sulfonal* à 0,50 centigr. ou de *trional* qui provoque rapidement un sommeil profond, sans rêves ni cauchemar et dont le réveil est exempt de malaise.

Un gramme et même un gramme et demi de ce médicament constituent presque une panacée contre les petites douleurs.

NÉVRALGIES

Voici de bonnes pilules :

Valérianate d'ammoniaque.....	1 gr.
Sulfate de quinine............	3

De deux à dix par jour.

ONGLES

Procédé pour enlever les épines ou autres corps étrangers sous les ongles.

Ramollir l'ongle avec une solution de potasse caustique au dixième, portée sur le point voulu avec un bout d'allumette, enlever la bouillie cornée qui se fera avec un éclat de verre *raclant* ; appliquer une nouvelle couche de potasse, nouveau raclage et on arrive alors en deux temps, le plus souvent sur le corps étranger qu'on peut aisément enlever. Pour les soins à donner aux mains et aux ongles, lire mon *Formulaire des parfums et des fards*.

ONYXIS INCARNÉ

Se soulage et se guérit par l'interposition entre le rebord de la phalange et de l'ongle d'un peu de charpie ou d'une mèche d'ouate imbibée de perchlorure de fer et renouvelé deux fois par jour.

OPHTALMIES AIGUES

En attendant les soins du praticien, on peut toujours calmer au moyen du collyre suivant :

Eau bouillie.............	100 gr.
Extrait de jusquiame.....	1
Laudanum de Sydenham.	V gouttes

OREILLES — CORPS ÉTRANGERS

Un corps étranger de l'oreille, livré à lui-même, n'est aucunement dangereux.

Le corps étranger ne demande qu'une chose, c'est qu'on le laisse tranquille. A cette condition, il ne cause ni danger vital, ni douleur.

Mais malheur au corps étranger qui vient à être découvert ! Car ce qui est dangereux, excessivement dangereux, c'est le médecin qui, à la pensée de ce corps, ouvre sa trousse, en sort une pince et se met en devoir de l'extraire.

Il enclave le corps étranger, peut même perforer le tympan, provoquer une paralysie faciale, une otite moyenne aiguë, et enfin une méningite aiguë.

Voulez-vous enlever le corps étranger?... commencez par vous assurer de sa présence au moyen de l'otoscope, car souvent il n'y a pas de corps étranger, malgré les affirmations du malade.

Le corps étranger reconnu, le moyen de réussir est simple : pas de crochet, pas de pince ; oubliez votre trousse et n'employez qu'un seul instrument : la SERINGUE.

Traitez le corps étranger sans plus de façon qu'un simple bouchon cérumineux et vous l'amènerez même beaucoup plus facilement, car il ne colle pas, comme le cérumen et ne remplit jamais exactement comme lui le conduit auditif sain. Donc, une seringue chargée d'eau tiède et un bassin pour recueillir l'eau : voilà l'arsenal suffisant. Et pour que le patient, non effrayé, reste tranquille, annoncez-lui un lavage, rien de plus.

Généralement, dès le premier coup de seringue, vous entendrez un bruit sec ; c'est l'objet en question qui tombe dans le bassin.

Si le corps étranger est enclavé, recommencez plusieurs fois, et revenez-y chaque jour, mais gardez-vous de toucher le corps avec l'extrémité de la seringue, vous risqueriez de l'enclaver davantage.

Parfois, des insectes s'introduisent dans l'oreille, tels les forficules, les cafards, les blattes qui pénètrent dans l'oreille quand on se couche sur l'herbe ; telles les larves, nées de mouches ayant pondu dans le conduit pendant le sommeil en plein air.

Il faut d'abord les tuer en remplissant à pleins bords l'oreille d'huile d'olives, et voilà tout. Ils meurent asphyxiés par l'huile qui obstrue leurs pores respiratoires. Les larves résistent mieux ; mais au bout de quelques minutes, on les voit sortir du conduit.

Après leur mort, ces animaux deviennent des corps étrangers inertes et réclament la même technique d'extraction que ces derniers.

(Lermoyez).

OREILLONS

Le *repos*, onctions de baume tranquille laudanisé et application d'ouate derrière les oreilles, sur les régions paratidiennes. Pour soulager *l'orchite*, voir le mot *Epididymite*.

ORGEOLET OU COMPÈRE LORIOT

Porter des lunettes bleues et se laver en baignant quelques minutes avec de l'eau boriquée tiède laudanisée.

OTITES OU MAUX D'OREILLES

Douleurs atroces, plus vives, s'il est possible, que la pulpite dentaire; l'otalgie sera calmé par la mixture suivante :

Chlorhydrate de cocaïne......	1 gr.
Chloral	2
Glycérine	10
Huile d'amandes douces......	5

Introduire doucement jusqu'au tympan un peu de coton imbibé de cette mixture et s'en faire aussi des onctions derrière l'oreille.

OVARITE

Glace ou compresses froides sur le ventre. Suppositoire avec :

Hydrate de chloral...........	1 gr.
Beurre de cacao	q. s.

OXYDE DE CARBONE

Empoisonnement fréquent par le charbon

Faire la traction rythmée de la langue et la respiration artificielle ; administrer un vomitif, frictionner vigoureusement tout le corps et, si on est dans une ville, se procurer de l'oxygène pour inhalations.

OXYURES

Le *Semen-Contra*, la *Santonine*, le *Calomel* et toutes les préparations qui agissent sur les ascarides, doivent être employées contre les Oxyures.

Mais de plus, étant donné que les Oxyures s'installent à l'anus, on peut agir sur eux localement et combattre les démangeaisons qu'ils provoquent dans cette région.

En même temps qu'on administrera, à jeun, les pastilles de Santonine et de Calomel, on songera aux lavements dont l'action directe est assurée.

Le *Lavement de Semen-Contra*. — Semen-contra, 10 grammes, en infusion, dans eau 1/4 litre — est le plus sûr. On donne un lavement au réveil, un autre lavement le soir avant de se coucher.

Le *Lavement de Suie*. — Suie de bois, 25 grammes bouillie pendant un quart d'heure dans 1/2 litre d'eau ; on passe sur un linge fin avant de charger l'irrigateur — jouit d'une grande réputation populaire. Le lavement est administré une demi-heure avant le coucher.

Le *Lavement de Tabac* est recommandable : tabac, 2 grammes en infusion dans 250 grammes d'eau.

On a préconisé le *Lavement au bichlorure de mercure* ou *Sublimé corrosif* à la dose de 2 centigrammes dans 100 grammes d'eau distillée. Mais cette formule contient un sel très toxique et ne peut être administré que sur l'ordre du médecin et avec ses conseils. L'irrigateur ordinaire métallique ne peut servir dans ce cas, il faut utiliser une seringue de verre ou l'appareil à douche d'Esmarck.

Dans tous les cas, l'application de *pommade au Calomel* (Calomel : 10 grammes, Vaseline : 30 grammes) au *Turbith minéral* (mêmes doses), ou même de la *Pommade mercurielle simple*, à l'anus, éloigne les Oxyures et fait cesser les démangeaisons nocturnes.

(Prof$^{r.}$ Girod),

« *Comment on se défend contre les vers intestinaux* ».

OZÈNE OU NEZ PUNAIS

Est une grande souffrance pour les autres :

Menthol Van Denn : une cuillerée à bouche dans eau chaude, un verre : 5 à 6 fois par jour en pulvérisations intra-nasales.

PALPITATIONS (fortes)

Repos complet, absolu ; enlever tout vêtement susceptible de gêner la circulation et, contre l'accès, deux moyens :

1° Externes : Laisser tomber goutte à goutte de l'éther sur la région du cœur.

2° Internes :

Bromure de potassium...........	5 gr.
— de sodium.............	5
— d'ammonium............	5
Sirop d'écorce d'oranges amères...	200

Une cuillerée à soupe de ce sirop deux fois par jour (contient 1,50 de sel calmant).

PANARIS OU TOURNIOLE

Le meilleur remède est d'inciser dès le deuxième ou troisième jour ; celui de la troisième phalange est surtout grave, parce que l'os, à ce niveau, ne possède pas de gaîne protectrice.

PAROTIDITE

Ouvrir également de très bonne heure, sauf dans les oreillons qui ne suppurent pas.

PELADE

Baume de Fioraventi.........	100 gr.
Alcool camphré..............	100
Teinture de pyrèthre.........	100
— de cantharides......	30
Ammoniaque liquide.........	6

PELLAGRE

Il suffit de bien nourrir et de supprimer le maïs de l'alimentation.

PÉRITONITE

La glace dans une vessie de porc et l'opium, en attendant le médecin, apaisent beaucoup la douleur.

PHLÉBITES ET PHLEGMATIA ALBA DOLENS

Repos absolu et continué jusqu'à ce qu'on ne ressente plus ni douleur ni cordon induré ; mettre le membre dans une gouttière, s'il y a plaie, lavages antiseptiques.

PYLYCTÈNES OU AMPOULES

Ne jamais arracher l'épiderme ou pellicule ; évacuer la sérosité par une piqûre d'aiguille flamblée, puis appliquer une solution faible d'alun ou une décoction d'écorce de chêne ; pas d'eau blanche qui contient un poison : le plomb.

PHTISIE OU TUBERCULOSE

Aération continue, repos et suralimentation, sont les trois principaux facteurs du soulagement ; le remède le plus efficace, c'est la créosote qui n'est pas assez appréciée par mes confrères, parce que beaucoup d'entre eux ne se donnent pas la peine d'employer cet héroïque médicament avec la patience et la persévérance qu'il demande. La *solution phosphorique normale*, est également excellente.

PLAIES

Voici le plus nouveau des pansements antiseptiques.

Un nouveau procédé de pulvérisation des antiseptiques à la surface des plaies, par M. Guilmeth

L'antiseptique, soluble ou non, est mélangé à du chlorure d'éthyle bouillant à 11 degrés. Le mélange est alors porté à une température entre 20 et 60 degrés, puis projeté à la surface de la plaie, par la pression même du chlorure d'éthyle ; l'antiseptique pénètre dans les moindres anfractuosités. De plus, le chlorure d'éthyle est un bon dissolvant des graisses ; il dissout celles-ci à la surface de la plaie et facilite le contact des microbes et de l'antiseptique.

L'expérience est venue confirmer ces vues théoriques et l'appareil a donné les meilleurs résultats entre les mains de divers chirurgiens, notamment dans le traitement des plaies osseuses.

(*Académie de médecine*).

PLAQUES MUQUEUSES

Les cautériser au crayon de nitrate d'argent et les laver (sans avaler le liquide si elles siègent sur les lèvres ou dans la bouche !) avec le gargarisme de Ricord.

Sublimé.................. 0,05 centig.
Infusion de ciguë......... 100 gr.

PLEURÉSIE

Les ventouses scarifiées et la diète au lait soulagent efficacement le malade.

PLEURODYNIE

Teinture d'iode en badigeonnages et injection de morphine si le patient jette des cris aigus aux moindres mouvements.

PROSTATITE ET SCLÉROSE VÉSICO-PROSTATIQUE

L'iodure de sodium seul agit ; ne pas sonder ; calmer avec une pommade à la belladone et à la valériane introduite dans l'anus avec le doigt :

Vaseline	30 gr.
Extrait de valériane	4
Extrait de belladone	1

La ponction hypogastrique est l'ultime ressource.

RAGE

Le chloral (10 à 25 grammes dans les 24 heures) à haute dose en potion, lavements et même en injections.

RHUMATISME ARTICULAIRE AIGU

Ouate, repos, potion :

Iodure de potassium..........	2 gr.
Salicylate de soude...........	10
Eau...........................	80
Eau de laurier-cerise..........	40
Alcool à 95°..................	10
Sirop de sucre................	30

Deux à cinq cuillerées dans les 24 heures.

ROUGEOLE

Aucune médication dans la rougeole normale, mais chauffer convenablement la salle qui doit être bien aérée. Potion calmante contre la toux, avec opium chez les adultes et belladone chez les enfants ; si la diarrhée était trop forte, on pourrait aussi la modérer avec le sous-nitrate de bismuth ; surveiller les complications pulmonaires de la convalescence.

SALIVATION

Pastilles comprimées de chlorate de potasse.

SCARLATINE

Gargarismes au chloral pour moins souffrir de la gorge; comme boisson, du jus de citron dans de l'eau ou du chiendent nitré à 4 grammes par litre.

SCIATIQUE

1° Repos et vésicatoire de 15 centimètres de longueur sur 5 de largeur, sur la région postérieure de la cuisse. 2° Pulvérisation de chlorure de méthyle par stypage (du mot *stype*, pince en bois). 3° Injection *loco dolenti* de un gramme d'antipyrine. 4° Enfin élongation du nerf. Les bains prolongés font passer le malade de l'enfer en paradis.

TÉNIA OU VERS SOLITAIRE

Les remèdes qui provoquent l'expulsion des ténias s'appellent *ténifuges*. Ils sont nombreux.

La *Graine de Courge* figure parmi les plus anciens; employée peut-être au début, à cause de sa ressemblance avec les anneaux des ténias (cucurbitains), elle agit d'après Heckel, par une substance toxique, la péporésine, contenue dans les tissus de cette graine. C'est un médicament facile à prendre, et à recommander surtout chez les enfants. On prend 60 grammes de graines de Courge fraîches, on enlève la première peau blanche, en respectant l'enveloppe verte qui est dessous. On pile alors ces graines avec 60 grammes de sucre, et quand la pâte est homogène, on humecte avec 30 grammes d'eau de fleurs d'oranger, puis on délaie le tout dans 200 grammes d'eau en agitant fortement. On obtient ainsi une émulsion agréable au goût, qu'on prend en deux fois, à un quart d'heure d'intervalle. Une demi-heure après, on prend 60 grammes d'huile de ricin. Nous conseillons d'essayer d'abord ce remède agréable qui n'expose à aucun malaise, et donne ordinairement le résultat souhaité.

(Dr Girod).

TERREURS NOCTURNES DES ENFANTS

Bain tiède avant le coucher ; potion au bromure de sodium.

Bromure de sodium..........	2 gr.
Sirop de groseilles...........	100

dans les 48 heures.

TÉTANOS

Le remède le plus efficace semble être *Similia similibus curantur*, un centigramme de curare en injection hypodermique jusqu'à apaisement.

TRANCHÉES UTÉRINES

Nous possédons, d'après Rivière, un merveilleux calmant dans l'antipyrine, administrée à la dose de un gramme.

TRICHINOSE

La *trichinose* est due à l'injection de viande de porc atteint de *trichinose*. L'homme doit donc s'attacher à éviter de recevoir comme aliment, des porcs malades. L'examen des viandes s'impose et la prohibition de toute viande suspecte peut seule empêcher la trichinose humaine, car la trichine, enfermée dans sa capsule, peut résister aux actions extérieures qu'on croirait capables de l'atteindre. Le salage, le fumage, une température de + 90° et de — 25°, ne peuvent détruire la vitalité de ces embryons. Si l'on remarque qu'il faut six heures de cuisson dans l'eau bouillante pour porter le centre d'un jambon à + 70°, nous n'avons que la prohibition pour lutter contre ces épidémies. L'Allemagne et l'Amérique ont payé un large tribut à la trichinose ; nous n'avons, heureusement, à enregistrer en France, que les cas de Crépy-en-Valois (Oise), et nous devons féliciter l'Administration des mesures rigoureuses qui nous ont jusqu'ici préservés.

Le rat est souvent atteint de trichinose ; comme le porc est peu difficile sur la nourriture qui se présente, il est probable que la chair des rats morts dans les écuries, les déchets de viande de porcs malades sont les causes principales qui maintiennent la trichine du porc. Or, c'est la trichinose du porc qui détermine la trichinose humaine. L'examen microscopique permet de retrouver dans les viandes douteuses les capsules microscopiques dans l'intérieur desquelles sont enroulées les petites trichines. Par ce moyen, on peut proscrire les viandes et lards contaminés.

Si la trichine est introduite dans l'intestin, il faut,

par le Calomel à haute dose, débarrasser l'intestin des femelles pondeuses et lutter contre les symptômes variés qui peuvent se présenter.

TYMPANISME OU TYMPANITE

Prendre après chaque repas, deux cuillerées à soupe par jour de charbon de peuplier pulvérisé et fortement anisé.

TYPHLITE ET APPENDICITE

Ventouses, sangsues, liniments calmants, cataplasmes, deux grands lavements par jour, d'un litre à 37°5 (température du corps), contenant, d'après Bouchard, 5 grammes de borate de soude et trois cuillerées à café de la mixture suivante :

Teinture de Benjoin..........	50 gr.
Alcool camphré..............	50

ULCÈRES VARIQUEUX

Repos horizontal, la jambe un peu élevée; modifier par l'iodoforme pur, cicatriser avec des bandelettes imbriquées d'emplâtre de Vigo.

ULCÈRE ROND DE L'ESTOMAC

Régime lacté *exclusif*; piqûres de morphine dans les crises douloureuses. Si vomissements noirs, c'est-à-dire hématémèse ou mélaena, boissons glacées et injections sous-cutanées d'ergotine.

URTICAIRE

Les lotions chaudes de chloral ou de liqueur de Van Swieten calment de suite.

VERRUES

Contagieuses; le suc jaune de la chélidoine, chelidonium majus, commune partout dans les décombres, réussit fort bien; un autre topique très efficace consiste en la mixture suivante :

Fleur de soufre.................. 20 gr.
Glycérine...................... 50
Acide acétique concentré pur... 10

Badigeonnez plusieurs jours sans enlever les premières couches et bientôt on voit les verrues se détacher et tomber.

VIPÈRES

Ligature au-dessus de la morsure, sucer la plaie puis la cautériser au fer rouge; rester au lit et prendre des grogs de rhum citronnés.

VOMISSEMENTS GRAVIDIQUES

Menthol...................... 1 gr.
Alcool....................... 10
Sirop de Menthe............. 60

Une cuillerée à café toutes les heures.

ZONA OU HERPES ZOSTER

Si douleurs violentes : piqûres de morphine, sinon mince couche de liniment oléo-calcaire, puis poudrer par dessus avec le mélange suivant :

Oxyde de zinc	30 gr.
Sous-nitrate de bismuth.......	30
Essence de géranium	X gouttes.

Châteauroux. — Imp. P. Langlois et Cie

www.ingramcontent.com/pod-product-compliance
Ingram Content Group UK Ltd.
Pitfield, Milton Keynes, MK11 3LW, UK
UKHW022118260726
13993UKWH00003B/1089

9 782019 997663